DES FRACTURES EN V

PARIS. — TYPOGRAPHIE HENNUYER ET FILS, RUE DU BOULEVARD, 7.

DES

FRACTURES EN V

AU POINT DE VUE

DE LEUR GRAVITÉ ET DE LEUR TRAITEMENT

PAR

L.-J.-B. BÉRENGER-FÉRAUD

Docteur en médecine,
Docteur en chirurgie, chirurgien de première classe de la marine,
Chevalier de la Légion d'honneur, etc., etc.

PARIS

ADRIEN DELAHAYE, LIBRAIRE-ÉDITEUR

PLACE DE L'ÉCOLE-DE-MÉDECINE

1864

AVANT-PROPOS.

La question de l'opportunité de l'amputation ou des tentatives de conservation dans les fractures osseuses n'est pas neuve. Depuis les Mémoires de la célèbre Académie de chirurgie jusqu'à nos jours, bien des pages ont été écrites sur ce sujet, bien des opinions contradictoires ont été émises, et, néanmoins, sommes-nous beaucoup plus avancés qu'avant les travaux si souvent invoqués de Faure et de Boucher? Non; et, il faut cependant l'avouer, l'indécision qui règne encore sur ce point de la science est la source d'une des inquiétudes les plus poignantes qui puissent assaillir le jeune chirurgien, et particulièrement le jeune chirurgien d'armée, lorsque, quittant les bancs sur lesquels il avait étudié plus la lettre que l'esprit de cette discussion, il se trouve tout à coup jeté, seul et sans guide, en présence d'un cas où la vie du sujet dépend souvent de sa décision.

A la fin du siècle dernier et au commencement de celui-ci, les grands chirurgiens, et surtout les chirurgiens militaires, Larrey en tête, se prononçaient en faveur de l'amputation immédiate, d'une manière non équivoque, dans les fractures quelque peu compliquées. Après les grandes guerres du premier Empire il y eut réaction : on tenta plus volontiers et plus souvent la conservation; puis voici que, dans ces dernières années, et particulièrement depuis la fin de la guerre de Crimée, quelques chirurgiens ont révoqué en doute la supériorité de cette conservation, et une nouvelle oscillation semble se dessiner dans l'opinion.

On m'objectera sans doute que ces fluctuations tiennent à ce que, de ces trois générations de chirurgiens dont je viens de parler, deux ont assisté à de grandes guerres et ont eu plus spécialement en vue les plaies d'armes à feu, tandis que l'autre avaient eu plus particulièrement affaire à des cas de traumatisme accidentel. Je ne nie pas que cette particularité ait été la grande cause de la variation d'opinion, mais est-elle la seule? Le milieu dans lequel se sont trouvés ces chirurgiens, les moyens de secours, de pansement, de transport dont ils disposaient, sont des raisons plus importantes encore. La constitution des sujets, leur état moral, que sais-je? mille autres conditions peuvent aussi être invoquées; et, comme je ne discute pas sur ce fait dans ce moment, que je le constate seulement, il est inutile de m'y arrêter davantage. Ce que je veux arriver à me faire concéder, c'est qu'il y a eu ces grandes fluctuations ; que, lorsqu'on prend un auteur traitant un point particulier de pratique, on trouve un conseil thérapeutique différent suivant la date de l'ouvrage; que, lorsqu'on consulte les traités généraux, on ne rencontre, pour et contre l'amputation ou la conservation, qu'un long exposé de raisons secondaires, peu concluantes, et n'entraînant la conviction ni dans un sens ni dans l'autre. Donc, je reviens à ce que je disais tantôt : cette poignante indécision du jeune chirurgien, qui se sent tout à coup abandonné de tous au lit de son premier blessé, et qui voit dans son esprit, lorsqu'il se pose la question du traitement, deux camps également imposants par l'autorité, par le chiffre, par les résultats, commander, chacun de son côté, un moyen radicalement opposé à ce que prescrit l'autre.

Je me suis trouvé comme tout le monde à ces moments suprêmes, tout à fait au début de ma carrière, plus même que beaucoup de chirurgiens, et dans de plus mauvaises conditions, par le fait de ma position de chirurgien de la marine et des éventualités de la guerre. J'étais moins avancé dans mes études, plus éloigné d'un maître, d'un confrère qui eussent été des conseillers précieux dans ces cruelles hésitations. J'en ai été tellement frappé, que j'y ai souvent réfléchi depuis, et qu'aujourd'hui je choisis un point afférent à cette grande question. Je m'occupe de l'opportunité de l'amputation immédiate ou de la conservation dans un cas particulier de traumatisme osseux : les fractures en V (M. Gosselin), les fractures cunéennes (M. Larrey).

Lorsque je me suis trouvé, ainsi que je viens de le dire, dans ces moments où l'inspiration se sent insuffisante, où l'expérience des livres est l'ancre d'espérance du jeune praticien, j'ai d'abord cherché le travail qui pouvait me tirer d'embarras, l'auteur qui avait fait ce code opératoire, si je puis m'exprimer ainsi, dont j'avais tant besoin. Je n'ai pas tardé à reconnaître qu'un tel livre n'existait pas encore. Sans doute, on m'objectera qu'en se pénétrant de l'esprit qui a dicté les grands travaux sur la matière, ce code est inutile; mais que de temps à y consacrer! que d'hésitations avant d'arriver à une opinion bien assise, et encore cette opinion a-t-elle été faite une fois avant une longue pratique, c'est-à-dire une grande expérience? Non; j'en appelle à tous les chirurgiens. Le meilleur code est l'expérience personnelle, me dira-t-on; c'est vrai! Mais une telle formule n'est-elle pas l'aveu d'une pauvreté radicale de la science sur ce point? et cependant les faits, les observations, les exemples ne se comptent pas par unités, mais bien par milliers, dans cette question des cas d'amputation.

Je suis arrivé à penser que, sans doute, ces opinions si différentes, cette hésitation si constante que l'on trouve dans tous les ouvrages au sujet des cas d'amputation ont une raison d'être étrangère à la difficulté de la question, fort difficile cependant par elle-même, et il me semble que cette raison est une trop vague spécification des diverses catégories de lésions. Le plus souvent on a fait pour l'amputation à peu près ce qu'on avait fait pour le débridement dans les plaies d'armes à feu, on a préconisé, proscrit, préconisé encore telle règle de conduite absolue; et toujours le flux et le reflux de l'opinion, semblable à une marée trop forte, a emporté les premiers jalons que les chefs du mouvement venaient de poser.

C'est évidemment pour répondre à ce besoin d'avoir les idées définitivement fixées sur les indications précises de l'amputation ou de la conservation, que les chirurgiens de nos jours ont entrepris des travaux spéciaux, et mon étude actuelle se range dans cette catégorie. On prend un point particulier du cadre nosologique, on l'étudie avec soin, en détail, et on cherche, en restreignant la tâche, de la faire plus complétement et plus heureusement qu'elle n'a été faite encore. Cette manière de diviser le travail sera féconde en bons résultats; quand une série complète de monographies aura été produite ainsi, un esprit synthétique viendra les réunir, les discuter, les condenser, et ce code chirurgical, qu'on me passe une fois encore le mot, sera nettement et heureusement formulé.

Ce que je fais aujourd'hui pour les fractures en V est analogue à ce qu'un de mes maîtres, M. J. Roux, de Toulon, faisait en 1860 pour la désarticulation coxo-fémorale; à ce que fait M. Verneuil à la Société de chirurgie, dans ce moment, pour les résections comparées aux amputations proprement dites.

Le même esprit nous guide tous, le but est le même, la valeur de chacun, seule, établit la différence de portée, de poids, d'utilité de ces divers travaux; et si, moins autorisé que ces professeurs que je viens de nommer, je n'ai pas la prétention d'obtenir d'aussi bons résultats, d'entraîner l'opinion, je me permets néanmoins de rapprocher mon nom de ces deux autres, non qu'il vienne un seul moment à mon esprit l'idée de le faire entrer en comparaison avec de pareilles autorités, mais pour bien indiquer la marche que je me suis proposé de suivre.

Chacun fait son sillon comme il peut dans ce monde. Aux grandes intelligences, aux maîtres d'imprimer leur cachet de grandeur à l'œuvre qu'ils font vite et bien : aux jeunes et laborieux compagnons, comme moi, de montrer par l'application, par la bonne volonté, qu'ils ont fait tout ce qu'ils doivent, puisqu'ils font tout ce qu'ils peuvent.

Qu'on me permette un exemple pour faire comprendre plus complétement encore ma pensée et pour bien prévenir toute fausse interprétation. Pendant longtemps les uns ont dit : La désarticulation coxo-fémorale primitive doit être tentée, les autres soutenaient en même temps qu'elle devait être abandonnée. J. Roux est venu à son tour établir que la désarticulation coxo-fémorale primitive doit être abandonnée, et cela pour telle et telle raison; la désarticulation secondaire doit être préférée pour tel et tel autre motif.

M. Verneuil a fait la même chose touchant une

autre question, et moi, j'arrive à mon tour porter ma modeste pierre à l'édifice en disant : Les fractures en V, dont les accidents dépendent de l'arthrite traumatique, doivent se ranger sous deux catégories, suivant qu'elles sont ou non compliquées de plaie.

Dans la première catégorie, l'amputation immédiate est de rigueur; dans la deuxième, la conservation doit être la règle. On le voit par ces recherches particulières, la question de l'opportunité de l'amputation ou de la conservation est déplacée. Jusqu'à ces temps-ci, on avait seulement dit, d'une manière trop générale, il me semble : Il faut amputer, il faut conserver. Pour être exact et précis, de nos jours il faut restreindre et spécifier plus qu'on ne le faisait jadis les catégories de cas où l'on doit conserver et celles où l'on doit amputer.

Je viens de bien délimiter la question que je me pose, la tâche que j'entreprends. 1° Je veux démontrer que la cause des accidents des fractures en V est l'arthrite traumatique ; 2° je veux établir la déduction thérapeutique que l'on doit tirer de cette proposition.

Que M. le professeur Gosselin me permette de lui exprimer ici toute ma gratitude pour les indications précieuses qu'il a bien voulu mettre à ma disposition touchant les fractures en V.

Dans cette question que je traite aujourd'hui, tout lui revient. Avant moi, par son remarquable travail et par ses leçons savantes, il avait tout préparé, tout fait entrevoir, il n'y avait plus qu'une déduction à tirer, qu'un mot presque à prononcer, aussi dois-je le remercier mille fois de me donner aujourd'hui l'occasion de reconnaître la profondeur de ses vues, la sagesse de ses déductions; d'avoir l'insigne bonheur de donner le complément d'une de ses idées. Je crois avoir compris la véritable direction de sa pensée touchant les fractures qui nous occupent, grâce à ses bienveillants enseignements. J'ai cherché à m'inspirer de sa manière de voir, et j'ose espérer que mes efforts laisseront une impression favorable dans l'esprit du savant chirurgien.

Je prie aussi M. le docteur Debout, rédacteur en chef du *Bulletin général de Thérapeutique*, un des plus consciencieux et des plus instruits éclaireurs de la science, d'accepter l'expression de ma profonde reconnaissance. Je la lui dois, non-seulement pour les bons conseils qu'il m'a donnés dans ce travail actuel, mais aussi pour les enseignements précieux dont il enrichit toutes mes études, et surtout pour ce bienveillant intérêt, pour cette affection flatteuse dont il me gratifie chaque jour depuis que j'ai l'honneur d'être connu de lui.

Avoir l'affection d'un cœur aussi droit, recevoir des conseils d'un esprit aussi élevé, suivre les impulsions d'une intelligence aussi distinguée, est un bonheur qu'on ne saurait trop apprécier et qu'on ne peut oublier.

DES

FRACTURES EN V

AU POINT DE VUE

DE LEUR GRAVITÉ ET DE LEUR TRAITEMENT

> Lorsqu'il se fait fracture près des jointures, il y a grand danger que la jointure ne tombe en grande inflammation.
>
> (A. Paré, liv. XV, ch. III, p. 519[1].)

En 1855, un chirurgien distingué de Paris, M. le professeur Gosselin, a appelé l'attention de la science sur une forme particulière de fractures des membres : les fractures cunéennes ou en V, qu'il a bien différenciées de ce que Gerdy avait appelé les fractures spiroïdes, et M. Malgaigne, les fractures dentelées.

Frappé des accidents formidables que présentent ces fractures en V lorsque la peau du membre est dilacérée et que l'air communique avec le foyer de la fracture, M. Gosselin les étudia avec le plus grand soin, et dans des leçons cliniques qui ont été reproduites par la presse médicale (*Gazette des Hôpitaux*, 1855, p. 218) et qui ont inspiré la thèse d'un jeune et intelligent confrère, M. Bourcy (Thèse de doctorat, Paris, 1855), comme dans les bulletins et les

[1] 7e édition, 1614; in-folio, Paris.

mémoires de la Société de chirurgie de Paris, il a fait l'histoire entière de cette variété de fractures intéressantes à plus d'un titre.

M. Gosselin, rapprochant les accidents des fractures en V de ceux qui suivent parfois l'amputation ou les plaies osseuses par armes à feu, puis comparant les symptômes observés chez tous les blessés à ceux qui accompagnent la fièvre typhoïde, les accès pernicieux ou les plaies envenimées de toute sorte, est arrivé, par le raisonnement et l'analogie, à cette conclusion : que les accidents et la mort, dans les fractures en V du tibia, sont dus à une intoxication par des matières organiques putrides.

Recherchant alors la source et la nature du poison, il est arrivé par comparaison encore à cette opinion : que, sans doute, les os fournissent l'élément dont la décomposition ou l'altération donne lieu à la matière toxique, et que cet élément est la substance médullaire. D'après lui, dans les fractures en V, par le mécanisme de la pénétration du fragment supérieur dans l'inférieur, ou bien encore par la pression violente qui, au moment de la torsion, est exercée par le premier sur le second, la substance médullaire serait plus écrasée, plus meurtrie et par suite plus disposée à s'altérer consécutivement que dans les fractures transversales et obliques (*Bulletins de la Société de chirurgie de Paris*, 1855-1856, p. 284).

Les idées de M. Gosselin ne furent pas admises unanimement dans la science, et le savant professeur trouva dans le sein de la Société de chirurgie de nombreux contradicteurs. Si tout le monde acceptait comme parfaitement mise en lumière et démontrée désormais l'existence de ces fractures à forme particulière que M. Gosselin avait décrites, les fractures en V en un mot; si on admettait qu'elles ont en effet une gravité tout exceptionnelle, il faut ajouter que M. Boinet, d'abord, puis MM. Giraldès, Morel-Lavallée, Huguier, Denonvilliers, etc., repoussèrent l'idée de cette intoxication putride, trouvant l'explication presque suffisante des accidents : l'un, dans la forme particulière de la plaie, l'autre, dans une prédisposition individuelle; tous reconnaissant qu'il y a là un *quid ignotum* qu'on n'a pas assez précisé encore, et dont la nature n'est pas suffisamment connue.

J'avais vu des faits se rapportant à cette question des fractures en V compliquées de plaie. J'en avais été frappé; aussi, lorsque le savant mémoire de M. Gosselin m'est tombé sous la main, l'ai-je lu avec soin. J'ai médité sur les discussions qu'il a provoquées dans le sein de la Société de chirurgie, et le 15 mars de cette année, dans un mémoire que j'ai eu l'honneur de lire à l'Académie de médecine, je disais : « Je suis arrivé à penser que cette gravité insolite des fractures cunéennes ou en V ne doit plus être aujourd'hui un problème impénétrable; que l'arthrite traumatique seule en rend parfaitement compte, et que c'est à cette arthrite traumatique qu'il faut la rapporter tout entière. »

Je reviens aujourd'hui sur cette idée pour la développer plus en détail. Je veux essayer surtout, en mettant en relief certains points qui n'avaient été qu'effleurés dans mon précédent travail, faire cesser immédiatement les contestations que la conclusion formulée dans mon mémoire à l'Académie de médecine pourrait faire naître.

Dans les fractures en V de l'extrémité inférieure de la jambe, comme d'ailleurs dans toutes les fractures analogues des membres, l'articulation est dilacérée, et cette dilacération est la cause des accidents si souvent si graves et si souvent mortels même que M. Gosselin a observés, comme tous les chirurgiens. Cette proposition est démontrée par trois ordres de preuves :

1° Par l'inspection anatomique de ces fractures cunéennes ;

2° Par l'observation de l'âge des sujets qui les présentent ;

3° Par l'étude des accidents qu'elles entraînent.

1° Preuves tirées de l'examen anatomique des fractures en V.

Dans l'observation de M. Fournier, communiquée par M. Chassaignac à la Société de chirurgie, le 14 novembre 1855 (*Bulletins*, p. 259-260), nous trouvons les détails suivants : « Epanchement purulent et sanguinolent dans l'articulation tibio-tarsienne droite (jambe fracturée).

« ... De l'extrémité inférieure du V que forme la surface de cette fracture, part une fissure qui se dirige aussitôt en arrière, traverse en spirale la face postérieure de l'os et arrive sur le milieu de la cavité triangulaire du tibia qui s'articule avec le péroné. De là cette fissure se prolonge sur la surface articulaire du tibia qui répond à l'astragale, en divisant le cartilage d'incrustation, et se dirige vers le bord postérieur de la malléole interne. »

Dans les observations de M. Gosselin, citées dans la thèse de M. Bourcy (*Thèses de Paris*, 25 juin 1855), nous trouvons des preuves non moins péremptoires :

« Sur la première, on voit des lésions tout à fait semblables à celles de M. Chassaignac.

« ... Sur le fragment inférieur, et au niveau de sa face interne, un V rentrant du sommet duquel part une fissure qui longe la face interne puis la face postérieure de l'os, et qui pénètre dans l'articulation.

« Sur la seconde... le fragment supérieur du tibia offrait la même forme, et le V rentrant qu'il représente avait pénétré dans le fragment inférieur et l'avait fait éclater en un grand nombre de fragments jusque dans l'articulation tibio-tarsienne. »

Dans un autre cas de fracture en V, que M. Gosselin a rapporté dans les *Bulletins de la Société de chirurgie* (t. VII, 1856-1857, p. 366, séance du 4 mars 1857), nous rencontrons encore des termes qui ne permettent aucune fausse interprétation. « Du côté du fragment supérieur, se voit une brisure comminutive avec douze ou quinze esquilles, dont le plus grand nombre est formé aux dépens du tissu spongieux, et avec division verticale des tubérosités du tibia, d'où pénétration de la fracture dans l'articulation du genou. »

Dans la fracture du fémur observée par M. Lizé, du Mans (*Bulletin de la Société de chirurgie*, t. VIII, 1857-1858, p. 304), on en trouve une preuve irrécusable... « Cette fracture présente une double complication : d'une part, le fragment supérieur, terminé en pointe, faisait issue à travers les chairs à la partie antérieure de la cuisse ; d'une autre part, les deux condyles fémoraux étaient mobiles l'un sur l'autre, ce qui était l'indice d'une fracture verticale pénétrant dans l'articulation. »

Dans le fait communiqué à la Société de chirurgie le 15 décembre 1858, par M. Foucher au nom de M. Malliard, nous retrouvons encore la même dilacération articulaire... « Le trait de cette fracture, alternativement concave et convexe, décrit un tour de spire complet dont les deux extrémités sont reliées par une sous-fracture verticale qui parcourt la face postérieure de l'os, et dont l'extrémité inférieure se continue directement jusque sur la surface articulaire de l'os. »

Dans l'observation publiée par M. Prud'homme,

médecin en chef de l'hôpital militaire de Belfort (*Gazette des hôpitaux*, 1864, p. 190), on constate encore :

« Tissu cellulaire de la face interne infiltré de pus à la hauteur de la fracture tibiale. Vastes plaques gangréneuses en avant ou en arrière du bas de la jambe, ne dépassant pas le tissu cellulaire sous-cutané. Le tibia est fracturé en V double; la pointe du V inférieur est à 5 centimètres au-dessus du bord postérieur de la malléole interne; l'extrémité du V supérieur est à 13 centimètres du bord externe. Les deux sommets des V siégent sur les bords interne et externe et sont réunis par un trait spiroïde antérieur; le trait postérieur est rectiligne. Le sommet du V inférieur présente une esquille quadrilatère et losangique de 3 centimètres dans son plus grand diamètre. De ce même angle inférieur part une fêlure, qui continue la spire ci-dessus mentionnée et va pénétrer dans l'articulation tibio-tarsienne, où elle se continue à angle droit jusqu'au milieu du bord articulaire postérieur.

« La fracture du péroné, aussi en V double, siége à 10 centimètres plus haut que celle du tibia. Seulement, sur le péroné les deux V sont concentriques, tandis que sur le tibia ils sont opposés base à base. Des deux angles des V péroniens part une fracture rectiligne qui retrace leurs bissectrices. Les fragments du tibia sont dénudés, chevauchent l'un sur l'autre et baignent dans un magma putrilagineux. L'articulation tibio-tarsienne est remplie d'un sang brunâtre et n'aurait pas tardé à suppurer. La dissection des troncs artériels nous fait constater l'intégrité absolue des tibiales antérieure, postérieure et péronière, qui ne contiennent aucun caillot. Enfin, le pus qui entourait les fragments tibiaux présente des gouttelettes huileuses. »

Dans la collection du musée Dupuytren, nous trouvons des preuves bien nombreuses et bien évidentes de la lésion articulaire dans ses fractures en V, non-seulement au tibia, mais encore dans d'autres fractures et notamment dans les fractures du fémur.

149 A. Fracture oblique du tiers inférieur du fémur avec division des deux condyles. — (M. Demarquay, *Société de chirurgie, Bulletins*, t. VIII, p. 206.) Il n'y avait pas de plaie des téguments, le sujet est mort d'affection étrangère à la fracture, un mois après l'accident.

149 B. Fracture en V intercondylienne du fémur droit. — M. Lizé, du Mans (*Bulletins de la Société de chirurgie*, t. VIII, p. 304.) — Homme de trente-quatre ans, fracture avec plaie ; résection du fragment supérieur pour la réduction ; tentatives de conservation ; accidents graves ; amputation soixante jours après l'accident à peu près ; mort.

149 D. Fracture compliquée et esquilleuse du tiers inférieur du fémur, avec ascension du condyle externe et cal difforme. (*Société anatomique*, 1854.)

150 A. Double fracture de l'extrémité inférieure du fémur ; l'une surcondylienne, l'autre intercondylienne (il n'y a pas l'indication de source pour cette pièce, mais elle provient évidemment d'une amputation secondaire, car on constate des traces incomplètes du cal autour des fragments).

165 D. Fracture spiroïde du tiers supérieur du fémur (M. Lizé, du Mans, 1858; pièce bien propre à montrer la fissure venant de la diaphyse de l'os jusqu'à son articulation supérieure).

213 D. Fracture oblique de la partie supérieure du tibia droit (M. Lizé, 1858; pièce qui montre très-bien la fissure venant de la diaphyse de l'os jusqu'à l'articulation fémoro-tibiale).

221 A. Fracture comminutive articulaire de l'extrémité inférieure du tibia par éclat d'obus (M. Mousset, 1848. Elle provient d'un sujet qui a succombé, car l'os n'a pas été amputé, et il ne porte pas de trace de cal).

221 B. Fracture en V de la partie inférieure du tibia avec fractures multiples dans l'articulation tibio-tarsienne (M. Nivet. On a dû faire l'amputation presque immédiate, car l'os ne porte pas de trace de cal).

229 A. Fracture en V du tiers inférieur du péroné (M. Jobert, de Lamballe). Cette pièce appartient à la lésion qu'on appelle en chirurgie la *luxation* de Dupuytren. Elle corrobore notre assertion de dilacération articulaire dans la fracture en V. Néanmoins, nous ne l'aurions pas citée si nous n'avions pas voulu plus loin dire un mot touchant la gravité différente que présentent ces cas de fracture inférieure du péroné.)

239 A. Fracture en V de la jambe. (M. Malgaigne.)

239 B. Fracture en V de l'extrémité inférieure du tibia. M. Chassaignac, *Bulletins de la Société de chirurgie*, t. VI, p. 259. Cette pièce est un très-bel exemple de la prolongation de la cassure osseuse depuis la diaphyse jusqu'à l'articulation; fig. 1.)

239. C. Fracture en V de la jambe gauche. (M. Gosselin. L'observation de ce cas est consignée dans la thèse de M. Bourcy, cette fracture était compliquée de plaie et de contusion de la hanche; tentative de conservation, réaction vio-

lente, délire, fièvre; mort le deuxième jour de l'accident. — Cette pièce est très-belle pour soutenir notre dire; elle présente une telle ressemblance avec la pièce de M. Chassaignac, qu'on la confond souvent; fig. 2.)

239 D. Fracture en V du tibia (*Bulletins de la Société de chirurgie*, t. VIII, p. 385, M. Deguise fils.) Cette pièce appartient à un homme de trente-neuf ans, atteint de fracture avec

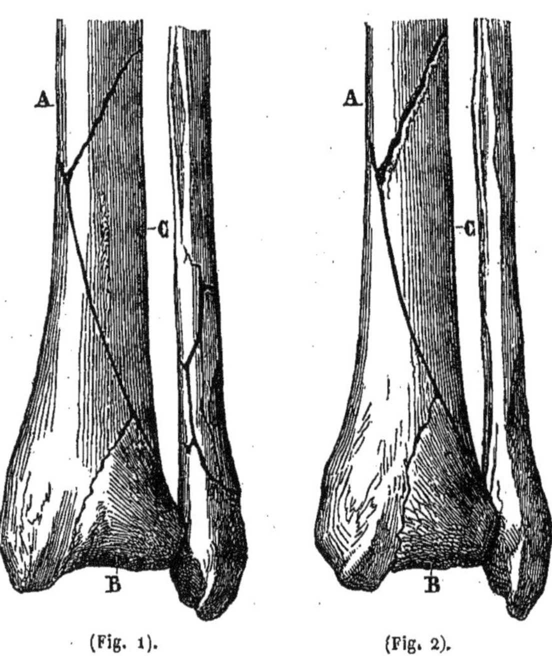

(Fig. 1). (Fig. 2).

plaie; tentative de conservation; résection du fragment supérieur pour faciliter la réduction; accidents graves; amputation de la cuisse; fig. 4.

239 E. Fracture en V de la partie inférieure de la jambe. (M. Chassaignac; très-bel exemple du prolongement de la cassure osseuse jusqu'à l'articulation; fig. 3.)

240. Fracture en V du tibia (Lassus). Cette pièce procure la pénétration de la cassure osseuse dans l'articulation; mais

elle est plus intéressante encore en montrant que la consolidation a eu lieu; il est vrai que l'os est évidemment malade.

243. Fracture en V du tibia (Desault). Cette pièce est comme la précédente, la conservation a été couronnée de solidification du cal, mais l'os est si malade, que beaucoup trouveront que l'amputation eût été un remède bien plus efficace.

243 B. Fracture en V de l'extrémité inférieure du tibia.

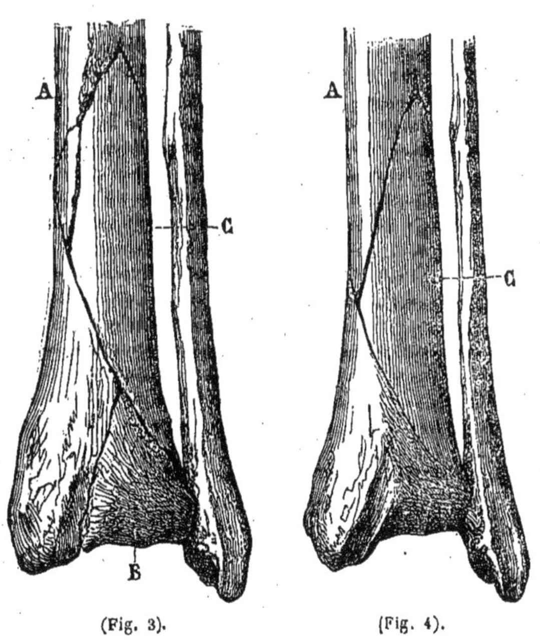

(Fig. 3). (Fig. 4).

(M. Jobert, de Lamballe). L'amputation a été pratiquée peu après l'accident, d'après ce que l'on voit en examinant la pièce.)

243 C. Fractures multiples de l'extrémité inférieure du tibia. (M. Jobert, de Lamballe). Il est bien regrettable que toutes ces pièces si curieuses de fractures en V données par M. Jobert, de Lamballe, ne soient pas accompagnées de renseignements qui les rendraient mille fois plus précieuses encore).

Dans le musée du Val-de-Grâce, dans les musées d'anatomie des Ecoles de médecine navale de Brest, de Rochefort, de Toulon, on rencontre d'aussi péremptoires exemples de pénétration de fissure osseuse dans l'articulation.

Enfin, dans l'atlas de l'ouvrage de M. Malgaigne (*Traité des fractures et des luxations*, pl. XVI, fig. 1 et 2), nous voyons la disposition bien claire des traits de cassure les plus fréquents.

Les quatre figures que je rapporte ci-dessus, je les dois à l'extrême obligeance de M. le docteur Debout, rédacteur en chef du *Bulletin de Thérapeutique*, qui les a fait dessiner d'après nature au musée Dupuytren pour la collection de son précieux journal; elles méritent d'arrêter sérieusement notre attention. Sur toutes, on le voit, la disposition en V du trait de la cassure est parfaitement bien indiquée A, et le sommet de ce V est toujours vers la face interne de l'os. Ce n'est pas encore ce qui est le plus remarquable : toutes portent une fissure qui part du sommet de ce V supérieur et se dirige obliquement, par une ligne spiroïde C, jusqu'à l'articulation péronéo-tibiale, pénètre dans l'articulation tibio-tarsienne et vient remonter sur la face postérieure de l'os, de manière à former là encore un V, à base inférieure, cette fois (B).

Le trait de la cassure forme, en définitive, deux anses complètes réunies par un trait continu; de sorte qu'on pourrait les appeler plus exactement fractures en 8 de chiffre que fractures en V.

La fissure que nous venons de suivre dans sa

marche procède bien évidemment de haut en bas, et la figure 4 en donne la démonstration. On dirait que, dans ce cas particulier, la force fracturante s'est épuisée avant que la fissure ait eu le temps de dessiner complétement le second V.

Par le fait de la disposition de la fissure, il existe toujours dans les fractures en V cette esquille B triangulaire, si remarquable, qui, par sa mobilité, empêche la coaptation parfaite des fragments et devient la cause déterminante, si je puis m'exprimer ainsi, de l'arthrite [1].

Enfin disons, en passant, que cette disposition si curieuse de la cassure osseuse semble indiquer que la fracture en V se produit lorsque la force fracturante agit sur la jambe pendant que le tibia est fixé par ses deux extrémités; c'est ce qui arrive, par exemple, quand on tombe de sa hauteur dans une position telle que l'articulation tibio-tarsienne porte sur le sol, par son côté interne; les ligaments du genou retiennent l'autre extrémité du tibia, et l'os cède alors à la partie la plus faible, à son point de torsion, tandis que le péroné, plus flexible, ne se rompt pas quelquefois; mais je réserve ces questions incidentes, ainsi que la question d'étiologie de ces fractures. Je ne m'occupe aujourd'hui ni des détails de ce mécanisme, ni de la question de savoir

[1] M. Houel, dans une note lue à la Société de chirurgie, le 8 décembre 1858, a appelé l'attention sur cette esquille si remarquable, et le savant conservateur du musée Dupuytren en a fait si bien ressortir les conséquences, que j'invoque son travail pour appuyer mes considérations actuelles, qui en dérivent du reste.

si les fractures en V sont de cause directe ou indirecte, etc. J'arrête ici ces considérations, secondaires dans le cadre de mon travail actuel.

Pour me servir des expressions mêmes que le *Bulletin de la Société de chirurgie* emploie en rapportant la communication de M. Gosselin (*loc. cit.*, p. 263), je dirai : « Il ne faut pas avoir longtemps examiné ces pièces pour admettre que, par suite de la direction toute spéciale du fragment supérieur, celui-ci peut, en agissant sur l'inférieur à la manière d'un coin, le faire éclater et amener des fissures ou des brisures comminutives prolongées loin du point de départ et arrivant jusque dans l'articulation.

Après de telles affirmations, est-il nécessaire d'ajouter que, dans un cas de fracture en V du tiers inférieur de la jambe gauche, observé dans le service de M. le docteur Pichorel, chirurgien en chef de l'hospice du Havre, cas dans lequel les essais de conservation ont été suivis d'accidents si graves, qu'il a fallu recourir à l'amputation, j'ai constaté d'une manière irréfutable la pénétration de la cassure osseuse dans l'articulation tibio-tarsienne ? Bien plus, nous trouvâmes une fissure de l'astragale, comme si la puissance fracturante n'avait pas épuisé son action dans l'articulation même.

Le premier point de ma proposition me semble donc bien démontré : dans les fractures en V de la partie inférieure de la jambe sur lesquelles M. Gosselin a appelé l'attention, l'articulation tibio-tarsienne est dilacérée.

2° Preuves tirées de l'âge des sujets qui présentent des fractures en V.

Toutes les observations de fractures en V du tibia que la science possède, portent sur des adultes. M. Guersant, dans un travail inséré au *Bulletin général de Thérapeutique* dans l'année 1863, déclare qu'il n'a jamais observé cette lésion chez les enfants. Je n'ai pu en trouver un exemple dans les traités de chirurgie, et surtout dans les diverses observations de fractures compliquées chez les enfants; aussi je crois pouvoir avancer qu'en effet on ne doit jamais la rencontrer à cet âge.

En réfléchissant un moment sur ce point, nous comprenons bien vite que, puisque dans les fractures en V il y a toujours prolongation de la cassure osseuse jusque dans l'articulation, les enfants ne peuvent pas en être atteints, pour cette raison qu'à leur âge le corps des os est encore séparé de ses extrémités. Cette continuité, qui est l'apanage caractéristique de chaque pièce du squelette dans l'âge adulte, n'existe pas alors. Si nous jetons en particulier les yeux sur la partie inférieure de la jambe chez l'enfant, nous voyons le plateau articulaire inférieur du tibia être comme une rondelle plate interposée entre l'os de la jambe et l'articulation tibio-tarsienne; il y a donc déjà physiologiquement une solution de continuité horizontale, et, si la jambe de l'enfant se fracture, la fissure, qui arriverait chez l'adulte jusque dans l'articulation, rencontre nécessairement la soudure qui sépare le corps de l'os de son épiphyse et s'y arrête. La force fracturante changeant alors de direction, en vertu de lois mécaniques trop connues pour que je les rappelle, fait qu'au lieu d'une fracture cunéenne l'enfant présente une fracture compliquée de décollement de l'épiphyse.

3° Preuves tirées des accidents qui suivent les fractures en V.

C'est le mémoire de M. Gosselin qui m'a d'abord donné une sanction favorable de l'idée que je formule aujourd'hui. Ce n'est qu'après l'avoir médité que j'ai songé à vérifier mon opinion par l'inspection des pièces anatomiques. Par conséquent, je n'ai qu'à rappeler le mémoire du savant professeur de clinique à l'esprit de ceux que le sujet que je développe actuellement peut intéresser. Nous y rencontrons, au second alinéa de la page 149 (*Mémoires de la Société de chirurgie*, 1863), l'exposition d'une série d'accidents où l'on reconnaît à première vue l'arthrite traumatique. « Les malades sont morts les uns au bout de quelques jours, les autres un peu plus tard. Les premiers ont été pris de frisson et d'une fièvre grave avec délire et teinte ictérique de la peau au bout de vingt-quatre ou quarante-huit heures et sont morts environ quinze heures après... Les seconds ne sont devenus gravement malades que huit, dix, quinze jours après l'accident; ils ont été pris d'une fièvre analogue à la précédente, mais qui s'est prolongée davantage et a présenté les caractères de l'infection purulente... »

De son côté, l'observation de M. Fournier, qui m'a déjà servi quand j'ai cherché des preuves anatomiques, me servira encore ici. En effet elle dit : « Après quelques jours passés sans accidents, apparition de frissons fréquemment renouvelés ; accidents fébriles très-intenses, douleurs diffuses dans la jambe et le pied. Puis ictère, frissons de plus en plus fréquents, fièvre très-vive, délire, coma, mort après tous les accidents de l'infection purulente (*Bulletins de la Société de chirurgie, loc. cit.*, p. 259). — *Autopsie :* Abcès métastatiques très-nombreux dans les poumons, un seul dans le foie. Les veines dorsales du pied droit forment un réseau de cordons durs et cylindriques contenant des caillots. La saphène interne contient dans une hauteur de dix à quinze centimètres à sa partie inférieure du véritable pus phlegmoneux. Cette collection est limitée en haut par des caillots... épanchement purulent dans l'articulation du genou droit, épanchement purulent et sanguinolent dans l'articulation tibio-tarsienne droite. »

Dans le fait rapporté par M. Lizé, du Mans (*Bulletins de la Société de chirurgie*, t. VIII, p. 304), nous voyons encore des accidents dans lesquels on ne peut pas se refuser d'admettre la possibilité de l'arthrite traumatique. Celui de M. Deguise (*Bulletin de la Société de chirurgie*, t. VIII, p. 385) est dans le même cas.

Pour ma part, dans les deux cas qui me sont personnels, je l'ai observée; et cela si clairement, qu'il m'a été longtemps impossible de croire que cette explication des accidents qui suivent les fractures en V compliquées de plaie n'avait pas été donnée déjà.

Ce que j'ai dit précédemment en analysant la forme générale des esquilles et la direction des traits de la fracture appuie encore mon opinion sur l'existence de l'arthrite traumatique. Nous sommes en effet d'autant plus porté à croire que cette arthrite est la conséquence des fractures en V, que nous voyons l'articulation communiquer avec des points éloignés de la diaphyse de l'os, avec le canal médullaire.

Ce sont ces vastes surfaces osseuses mises à nu, cette grande étendue de la fissure, cette esquille triangulaire mobile qui, à mon avis, donnent aux fractures en V une gravité plus grande que celle déjà considérable des fractures articulaires en général.

Dire que ces dispositions anatomo-pathologiques des fractures en V vont toujours, et dans tous les cas, provoquer une arthrite également terrible, serait une inexactitude insoutenable. En effet, quelle différence de pronostic ne doit pas nous donner la question de la pénétration ou de la non-pénétration de l'air extérieur dans le foyer de la fracture et dans l'articulation largement dilacérée ?

Dire que dans les fractures en V on n'a jamais observé que les accidents de l'arthrite traumatique, serait aussi un exclusivisme absolu; que la phlébite, la résorption putride, etc., aient été constatées, je suis loin de le nier. Mais ces accidents ne sont-ils pas alors des phénomènes secondaires, des accidents de l'arthrite elle-même ?

Pour ma part, quoiqu'on puisse, peut-être, m'opposer les faits très-exceptionnels d'accidents de phlébite, de résorption, etc., survenus dans des cas de fracture éloignée de toute articulation, cas sur les quels il y aurait beaucoup à discuter d'ailleurs, je crois pouvoir dire, sans crainte d'être trop absolu, après avoir fait cette réserve que je viens de faire presque par acquit de conscience : Dans une si immense majorité des cas, qu'on peut presque dire toujours, les accidents des fractures en V dépendent de l'inflammation de l'articulation blessée.

Voilà mon troisième ordre de preuves exposé, et me conduisant à cette conclusion : les accidents des fractures en V nous prouvent que c'est à l'arthrite traumatique encore que doit être rapportée la gravité particulière des fractures cunéennes.

Il ne suffit pas d'avoir démontré par ces preuves, qui me semblent suffisantes, que l'arthrite traumatique est, en règle générale, la cause des accidents des fractures cunéennes ou en V des membres. Mon travail serait trop incomplet si je n'en tirais pas les déductions thérapeutiques qui découlent naturellement, il me semble, de ma proposition, à savoir :

1° Que ces fractures en V, qui sont des fractures déjà graves par le fait de la pénétration des traits de cassure venus de loin dans l'articulation, se rangent sous deux catégories distinctes, suivant qu'elles sont ou non compliquées de plaie ;

2° Que celles qui sont exemptes de dilacération cutanée sont toujours, il est vrai, des fractures graves, exposant particulièrement le blessé à l'arthrite traumatique, mais pouvant très-bien guérir par les efforts ordinaires de la chirurgie conservatrice ;

3° Que les fractures en V avec plaie, étant des fractures comminutives compliquées de plaie extérieure, de fissures articulaires venant de loin, et d'esquilles nombreuses, entraînent si souvent la mort, que, malgré quelques cas de guérison que la science possède peut-être, ces cas de traumatisme constituent une indication précise de l'amputation immédiate, ou de la résection, quand cette dernière opération est praticable.

A une époque où la chirurgie conservatrice est à bon droit si chaudement recommandée et si heureusement appliquée, il peut paraître étrange de prime abord qu'une indication si formelle de l'amputation soit prononcée pour les fractures cunéiformes avec plaie.

Pour espérer qu'on ne verra pas dans l'exposé de mon opinion une de ces déductions hâtives et légèrement raisonnées échappée à une pétulance opératoire irréfléchie, j'ai besoin de rappeler, tout d'abord, que j'ai l'honneur d'appartenir à un corps, la chirurgie navale, dont les tendances vers la chirurgie conservatrice ne peuvent être révoquées en doute. J'ai besoin de redire aussi que les maîtres qui ont dirigé mes premiers pas dans l'étude, qui m'ont montré par des exemples frappants la supériorité de cette chirurgie conservatrice, ne recourant à l'amputation que lorsqu'il lui est bien prouvé que la mutilation est la seule chance de salut, ne comptent pas d'élève plus convaincu que moi.

Non, j'ai vu de trop beaux résultats couronner les tentatives de conservation dans les fractures compliquées des membres, pour ne pas avoir hésité longtemps avant de songer à ériger l'amputation en principe si formel dans les fractures en V ; et, si j'en suis arrivé à une formule aussi absolue, c'est que les faits m'ont semblé assez nombreux et assez concluants pour la justifier. D'ailleurs, qu'on me permette de développer les raisons sur lesquelles j'appuie mon opinion.

1° Il faut distinguer les fractures en V compliquées de plaie de celles qui ne présentent pas de dilacération cutanée.

Lorsque M. Gosselin a montré dans son mémoire les dangers si grands des fractures en V avec plaie, quand il a fait voir que la mort est une conséquence qu'on pourrait appeler fatale, presque, tant elle est fréquente dans ces cas de traumatisme, on lui a objecté des cas bien avérés de guérison de fractures en V sans plaie, et on s'est basé sur ces faits, très-bien observés, très-clairement établis, du reste, pour contester la gravité du pronostic que portait le savant professeur de clinique chirurgicale.

Lorsque, à mon tour, j'ai présenté à l'Académie de médecine mon travail sur la cause des accidents des fractures dont avait parlé M. Gosselin, les mêmes objections ont été faites. M. le docteur Mouchet, entre autres, a publié dans la *Revue médicale* du 30 avril 1864, une observation intitulée *Cas de fracture en V traité autrement que par l'amputation*, faisant la critique de la conclusion que je venais de formuler.

Mais, qu'il me soit permis de le dire, les objections qu'on a opposées au pronostic porté par M. le professeur Gosselin, qu'on oppose actuellement à ma conclusion thérapeutique, n'ont pas de raison d'être; elles n'infirment rien dans la question, et il va m'être facile de le démontrer. En effet, on a oublié que toutes les fractures en V n'étaient pas mises en question, que je ne formulais la nécessité de l'amputation immédiate que dans les cas de fractures cunéennes compliquées de plaie; par conséquent, présenter des cas de guérison de fractures sans plaie pour combattre notre opinion, c'est comparer sans raison des objets dissemblables et vouloir nécessairement arriver à des conclusions erronées.

M. le docteur Mouchet publie une observation de fracture en V sans plaie guérie autrement que par l'amputation, mais la chose n'est pas extraordinaire. Si l'arthrite traumatique se développe fréquemment et a entraîné même la mort dans des cas analogues au sien, il n'est pas rare que les essais de conservation soient couronnés du meilleur succès. La preuve, c'est qu'à l'hôpital Beaujon, dans le seul service de M. Gosselin, il s'est présenté, rien que dans le courant de l'année 1863, cinq cas de ces fractures en V sans plaie. Ils ont été soignés tous les cinq par les moyens ordinaires, et la guérison est arrivée chaque fois heureusement, comme on pouvait l'espérer.

D'ailleurs les indications suivantes, copiées textuellement sur les bulletins statistiques du service de M. Gosselin, vont le montrer suffisamment, sans que je sois obligé de donner des détails plus étendus.

1° Poulet (Nicolas), âgé de cinquante-six ans, entré le 31 janvier 1861 : fracture de la jambe droite au tiers inférieur avec déplacement suivant l'épaisseur. Probablement cette fracture est en V et de cause indirecte. Elle date du 30 janvier. Une compression est établie sur le fragment supérieur avec l'appareil de Malgaigne le 1er février ; le 4, on constate que le déplacement ne s'est pas reproduit ; la compression est continuée. Dans la nuit du 7 février le malade (probablement en état de délire) retire complétement son appareil, et le déplacement se reproduit. On réduit par le même procédé et on applique un appareil plâtré. Guérison sans saillie notable de l'os. Sorti le 3 mai.

2° Monnard (Charles), âgé de cinquante-sept ans, entré le 26 février 1861 : fracture en V des deux os de la jambe droite au tiers supérieur, avec saillie du fragment supérieur, facilement réductible, datant du 25 février. Réduction de la saillie au moyen d'une compression exercée sur la partie supérieure du tibia et élévation du talon. Plus tard appareil plâtré. Guérison sans saillie. Sorti le 3 mai.

3° Perot (Charles), entré le 10 mars 1861 : fracture en V au quart inférieur de la jambe droite datant du 9 mars. Embrochement des parties profondes de la peau par le fragment supérieur ; ce fragment ne fait cependant pas issue au travers de l'enveloppe cutanée. Réduction du déplacement ; contention avec l'appareil de M. Malgaigne et compression sur toute la longueur du fragment supérieur. Le 11 mars, petite phlyctène de la peau au niveau du fragment supérieur. Guérison avec une légère adhérence sans dépression de la peau et une très-petite saillie du fragment supérieur. Sorti le 16 mai.

Cet homme avait eu déjà, une année auparavant, une fracture en V du tiers inférieur de la jambe droite, consolidée avec une saillie du fragment supérieur.

4° Paris (Jean), âgé de trente-neuf ans, entré le 5 octobre avec une fracture en V des deux os de la jambe gauche à la partie moyenne ; déplacement du fragment inférieur suivant l'épaisseur ; très-grande mobilité ; réduction difficile. Embrochement de la face profonde de la peau par le fragment inférieur ; pas d'issue de l'os à travers les téguments. Sorti le 20 octobre avec un bandage plâtré, par conséquent sans aucun accident ni complication dans le membre fracturé.

5° Larronse (Victor), âgé de trente-quatre ans, entré le 17 octobre 1861 : fracture en V du tiers inférieur de la jambe gauche ; réduction de la fracture et application d'un bandage plâtré le 24 octobre. Sorti le 4 décembre ; retard dans la consolidation.

6° Pillet (Jacques), âgé de cinquante-cinq ans, entré le 14 janvier 1862 : fracture en V de la jambe droite au tiers inférieur ; réductible. Guérison le 13 mars avec un peu de difformité et sans douleur.

7° Lafosse (Jean), âgé de soixante-trois ans, entré le 16 février 1862 avec une fracture en V de la jambe droite. Embrochement des parties profondes de la peau ; irréductibilité.

Sorti le 14 mai 1863. L'embrochement de la peau a disparu spontanément, mais le fragment supérieur reste irréductible et saillant ; consolidation un peu lente.

M. Larrey a présenté à la Société de chirurgie, le 12 décembre 1855, un militaire qui a guéri très-bien d'une fracture pareille, traitée aussi par la conservation : 7 septembre 1855, A..., sergent, fracture en V de la jambe droite sans plaie appréciable par la mobilité et la crépitation des deux fragments du tibia ; irrigations froides ; appareil de Scultet ; appareil plâtré ; consolidation régulière ; guérison.

Voilà donc huit ou neuf fractures en V sans plaie qui ont guéri simplement, sans amputation, et qui n'ont pas présenté d'accidents graves. Il me serait si facile d'en trouver un plus grand nombre, qu'il est oiseux d'insister davantage là-dessus. Aussi, je le répète, il ne faut pas confondre dans la même catégorie et le même pronostic toutes les cassures osseuses de forme cunéenne, quels que soient d'ailleurs les délabrements des parties voisines.

J'ai dit que les fractures en V, par la forme seule de la cassure osseuse, sont déjà particulièrement graves ; mais il est des fractures, plus graves encore que celles dont parle M. Mouchet, que j'ai vu traiter et que j'ai traitées moi-même par la conservation, sans songer à m'en glorifier, tant cette conservation est la règle générale, aujourd'hui, dans beaucoup de fractures compliquées ; et il ne me viendrait même pas à l'idée de les invoquer actuellement s'il ne fallait montrer ici que, malgré mon opinion touchant les fractures en V compliquées de plaie, je ne veux avoir recours à l'amputation dans les fractures que lorsque l'indication est imprescriptible. Qu'on me permette de citer deux exemples qui ne seront peut-être pas insignifiants dans cet ordre d'idées.

1° Observation sommaire de fracture comminutive sans plaie. — Conservation. — Accidents graves. — Ligature osseuse. — Guérison.

Pendant que j'étais interne à l'Hôtel-Dieu de Toulon, en 1851, dans le service de mon bien affectionné maître l'habile docteur Long, on nous apporta un ouvrier maçon qui venait de tomber dans un escalier et qui portait à la partie moyenne de la jambe droite une fracture comminutive du tibia sans plaie, et une fracture simple du péroné.

La réduction ne fut pas laborieuse, mais le déplacement se reproduisait à mesure avec une extrême facilité. Appareil à faux fanons, extension, compresses froides, puis irrigation continue. Des accidents inflammatoires formidables se déclarent; des abcès se forment et font de la jambe un vaste foyer purulent, à plusieurs ouvertures, communiquant avec les plaies osseuses. Suppuration énorme; émaciation extrême du sujet; mouvement fébrile le soir. Vingt jours après la fracture, il n'y avait pas la moindre trace du travail réparateur dans les fragments osseux. La jambe était devenue un vaste foyer purulent empoisonnant l'organisme du malheureux. L'amputation de la cuisse au tiers inférieur fut décidée.

Je prépare l'appareil opératoire, je rase le membre à l'endroit où le couteau doit porter; je fais transporter le malade dans la salle d'opérations; mais, au moment d'être amputé, ce pauvre homme fait une peinture si énergique et si éloquente de son effroi, de la misère qui le menace s'il guérit, qu'il nous émeut tous. Il refuse nettement l'opération.

M. Long fait alors une incision sur la face interne de la jambe, d'une ouverture d'abcès à une autre; les fragments de l'os sont mis à nu et apparaissent aussi nets que si on les avait disséqués avec soin. Ils sont très-mobiles les uns sur les autres, sans aucun travail de réparation. S'armant alors d'une très-grosse aiguille courbe, l'opérateur passe un fil de plomb de 1 millimètre de largeur autour des fragments; il les fixe les uns aux autres comme on raccommoderait un morceau de bâton cassé, par trois viroles de ce fil; et, quand cette opération curieuse[1] est terminée, les bords de l'incision cutanée sont rapprochés modérément; la plaie pansée avec une vaste compresse cératée et un épais coussinet de charpie; puis soumise de nouveau à l'irrigation froide.

Vingt jours après, les fils de plomb furent enlevés, les accidents avaient été nuls; les fragments osseux adhéraient les uns aux autres. Peu à peu les plaies se ferment; un bandage dextriné est mis alors en place, et enfin, cent cinq jours après son accident environ, le pauvre ouvrier commençait à marcher avec des béquilles d'abord, puis avec un bâton. Bientôt il quittait l'hôpital; son membre, quoique volumineux et déformé, n'était pas raccourci. Six mois après la fracture, il n'avait plus la moindre claudication, et il avait pu reprendre son travail.

J'ai revu cet ouvrier en 1860, neuf ans après son accident, il était aussi ingambe, aussi agile que s'il n'avait jamais été blessé, et, malgré une cicatrice adhérente à l'os dans toute l'étendue de la face interne du tibia, il n'avait jamais ressenti la moindre incommodité du fait de sa fracture.

[1] Cette opération, qu'il ne faut pas confondre avec la suture osseuse de Flaubert, de Rouen (Thèse de M. Laloy, Paris, 1839), se rapporte à ce qui a provoqué la discussion qu'on trouve dans le *Journal de médecine* (1775, t. XLIII, p. 16; t. XLIV, p. 164; t. XLV, p. 167) entre Icart et Pujol. Disons, en passant, qu'elle est familière aux chirurgiens arabes de nos jours, et présente des particularités intéressantes sur lesquelles je compte revenir plus tard.

2° Observation sommaire de fracture comminutive de la jambe avec plaie. — Conservation. — Guérison.

En janvier 1855, au moment où la frégate *la Sémillante* quittait la rade de Toulon, par un violent coup de vent, une des aussières qui la retenaient à son corps mort d'appareillage casse et va frapper la jambe gauche d'un des matelots avec une telle violence qu'elle détermine une fracture comminutive avec plaie de la partie moyenne du tibia et du péroné.

Le chirurgien-major du navire, jugeant le cas extrêmement grave, fait immédiatement transporter le blessé à l'hôpital principal de la marine, où tous les chirurgiens en sous-ordre de la salle de clinique chirurgicale considèrent cette fracture compliquée comme indiquant formellement l'amputation. M. le docteur Reynaud, aujourd'hui inspecteur général du srrvice de santé de la marine, alors directeur de l'Ecole de médecine navale de Toulon, et professeur de clinique chirurgicale, remarquant que les vaisseaux et nerfs principaux du membre n'avaient pas été détruits, et que, malgré l'horrible fracas des os, la circulation se faisait sans peine à l'extrémité inférieure, voulut tenter la conservation. Des accidents inflammatoires considérables traversèrent le traitement, il est vrai ; des abcès se formèrent et furent ouverts. Des esquilles osseuses se nécrosèrent et furent éliminées. Des fistules restèrent longtemps en suppuration ; néanmoins, cinq mois après l'accident, le blessé était si heureusement guéri qu'il ne conservait même pas de claudication.

Je pourrais multiplier ces observations à l'infini presque, mais je ne veux pas prolonger la digression, la science étant pleine de faits très-remarquables et très-curieux dans cet ordre d'idées. Cependant, qu'on me permette d'ajouter que dans les services de mes maîtres MM. Reynaud, Marcellin Duval, Jules Roux, Dufour, Ange Duval, Arlaud, Beau, on en voit très-fréquemment, plus fréquemment peut-être qu'ailleurs, des cas aussi extraordinaires guéris tous heureusement par la conservation. M. Rochard, professeur de pathologie externe et de médecine opératoire à l'Ecole de médecine navale de Brest, a insisté sur ce point dans son cours (V. cours de Rochard dans la *Chirurgie navale de Saurel*, Paris, 1862, Baillière). Enfin à Toulon, dans la salle de clinique chirurgicale de l'hôpital de la marine, j'en ai rarement vu moins de cinq cas à la fois en traitement.

Qu'on me pardonne ces détails incidents, mais ils sont là pour montrer que la chirurgie conservatrice est celle vers laquelle je penche par esprit d'école, par conviction personnelle, et que j'y ai recours bien volontiers dans les cas qui n'entrent pas dans cette catégorie des fractures en V avec plaie pour laquelle je réclame l'amputation immédiate.

Malgré tout ce que j'oppose à l'objection de M. Mouchet, je ne veux cependant pas dire que les fractures en V sans plaie des téguments soient sans gravité. Non, ce sont des fractures compliquées, et l'arthrite traumatique peut très-bien s'y développer pour les raisons que j'ai données précédemment. La preuve, c'est que M. Gosselin a montré en 1855 deux observations dans lesquelles la mort est survenue à la suite de cette complication. Mais convenons que ces fractures cunéennes sans plaie, quoique sensiblement plus graves que les autres fractures articulaires, ne présentent pas d'indication particulière, et que la conservation doit être la règle, au moins tant que l'arthrite traumatique ne se développe pas avec un appareil réactionnel effrayant; car il n'est pas extrêmement rare que l'arthrite traumatique, quand elle évolue loin du contact de l'air, se produise, marche et se termine d'une manière relativement bénigne.

2° Il ne faut pas confondre les fractures en V compliquées de plaie avec la luxation de Dupuytren (fracture du péroné, renversement du pied en dehors et arrachement de la malléole interne).

On m'objectera peut-être que l'amputation immédiate dans les fractures en V compliquées de plaie ne saurait être formellement indiquée pour cette raison que, dans la fracture du péroné avec luxation du pied en dehors et arrachement de la malléole interne, la conservation du membre est la règle la plus ordinairement suivie, la plus généralement couronnée de succès.

Mais je crois que cette objection comparant encore des faits de nature dissemblable ne saurait être maintenue. En effet, dans la luxation du pied en dehors avec fracture du péroné et arrachement de la malléole interne, quels sont les désordres anatomiques que nous rencontrons?

1° Nous trouvons une plaie transversale nette, linéaire, un peu au-dessus du niveau de la base de la malléole interne, et qui résulte de l'action de l'angle osseux aigu sur la peau très-tendue;

2° Un arrachement de la malléole interne dont la base est rarement plane, mais dont les anfractuosités ne sont jamais profondes;

3° Enfin l'ouverture de l'articulation, la fracture du péroné, etc., etc.

Toutes ces raisons semblent infirmer de prime abord notre proposition touchant les fractures en V avec plaie; mais, en observant les faits de près, nous voyons que les idées se modifient du tout au tout à ce sujet. En effet, si nous avons au moment de l'accident une dilacération articulaire et osseuse communiquant avec une plaie extérieure, examinons au contraire l'état des parties après la réduction : l'articulation a repris ses dimensions normales et ne contient ni sang ni liquide, au moins en notable quantité. La division des ligaments est devenue linéaire par le fait de cette réduction. La malléole interne, replacée contre le tibia, lui adhère presque déjà par la forme des surfaces en contact. Enfin la plaie des téguments, qui existait au moment de la distorsion du pied au niveau de l'articulation, siége maintenant notablement au-dessus; le parallélisme de la plaie extérieure avec l'ouverture de l'articulation a disparu; la circulation de l'air à la surface de la séreuse ne se fait pas. Bref, le traumatisme est réduit à l'état de luxation et de fracture sans plaie, si je puis m'exprimer ainsi; et c'est pour cette raison que les fractures en V avec plaie ne sauraient être assimilées, au point de vue clinique, avec ces lésions, nous ne pouvons les comparer à la luxation de Dupuytren sous le rapport de l'indication thérapeutique.

Faut-il craindre, en dernier lieu, qu'on m'objecte que dans les deux cas il y a lésion osseuse et ouverture de l'articulation ? Non, car sous peine de vouloir assimiler deux objets radicalement différents et comparer des faits dissemblables, on ne peut rapprocher cette fissure osseuse de la fracture en V, fissure qui vient de loin, depuis la diaphyse jusqu'à la surface articulaire de l'os qui, soit qu'on la trouve anfructueuse, soit qu'on la remarque lisse, fait communiquer la cavité médullaire de l'os avec l'articulation, et comprend le tissu compacte comme le tissu spongieux, on ne peut la comparer, dis-je, avec l'arrachement d'une apophyse sur sa base.

Je suis autorisé, il me semble, pour ces diverses raisons, à dire que la luxation de Dupuytren ne présentant que des liens éloignés de similitude avec les fractures en V avec plaie, ne peut servir dans la question actuelle et infirmer ou appuyer ma proposition.

Puisque je m'occupe de la luxation de Dupuytren, qu'on me permette une idée incidente, née de l'examen attentif des pièces pathologiques du musée Dupuytren, les n°s 239 A, 231 C, 231 H, 231 I, 243 D, 243 E, etc., etc., sont consacrés à des fractures du péroné avec arrachement des malléoles. Or, sur quelques-unes, nous voyons la fracture du péroné aller de l'articulation tibio-tarsienne au corps de l'os, dans un point plus ou moins élevé. Sur la pièce 239 A, par exemple, nous trouvons l'exagération de cette disposition, tandis que sur les autres on ne trouve qu'une fracture parfaitement séparée de l'article. Qui sait si les différences de lésions ne pourraient pas servir à expliquer la gravité différente des divers faits de luxation de Dupuytren. Il y aurait là, sans doute, un point intéressant à étudier, mais ce serait un travail beaucoup trop long pour entrer ici comme proposition incidente. Je ne fais que l'indiquer aujourd'hui, à charge d'y revenir plus tard, avec tous les détails que cette question comporte.

Ce que j'ai dit de l'impossibilité qu'il y a de comparer les fractures en V avec plaie et la luxation de Dupuytren nous montre, je crois, que la lésion que j'étudie dans ce travail ne saurait être comparée à toutes les fractures articulaires avec plaie. Aussi n'insisterai-je pas davantage sur ce point.

3° On ne peut se baser sur les faits de guérison des fractures en V compliquées de plaie pour commander la conservation du membre de préférence à l'amputation.

J'ai dit précédemment (p. 3o) en formulant la nécessité de l'amputation immédiate dans les fractures en V avec plaie, que, quoique la science possédât peut-être des exemples de guérison de ces fractures, les dangers si considérables qu'elles font habituellement courir aux blessés devaient faire adopter comme règle générale l'amputation, ou au moins la résection, lorsqu'elle est praticable.......

Je reviens sur cette phrase pour prouver qu'en effet, les exemples de guérison, s'ils existent, sont trop rares pour infirmer ma proposition.

En réunissant les cas de fractures en V qui sont venus à ma connaissance, je trouve :

1° Que M. Gosselin a donné des renseignements sur cinq cas de fractures en V incontestables. — Il a fait une amputation immédiate, et quatre fois les essais de conservation ont été suivis d'accidents mortels ;

2° M. Lizé, du Mans, a donné trois pièces au musée Dupuytren (149 B, 165 D, 213 D). En les rapportant à un seul et même sujet, pour avoir moins de chance d'erreur, nous trouvons : un essai de conservation, un mort.

3° M. Malgaigne (musée Dupuytren, 231 C, 239 A), deux cas, deux amputations;

4° M. Demarquay (musée Dupuytren, 149 A, *Société de chirurgie*, t. VII, p. 320), deux cas, deux conservations, un mort d'accidents dépendants de cette conservation, un mort d'accidents étrangers;

5° M. Chassaignac (musée Dupuytren, 239 B, 239 E), deux cas, deux amputations;

6° M. Voillemier (musée Dupuytren, 231 H), un cas, une amputation;

7° M. Jobert (de Lamballe), (musée Dupuytren, 238 E, 238 F, 229 A, 243 B, 243 C), cinq cas, cinq amputations;

8° Musée Dupuytren, sans indication d'auteur

(243 (Desault), 240 (Lassus), 150 A, 149 D, 238 A (Malgaigne), 237 A), six cas, une amputation, cinq conservations; mais il est à noter que les os de ces cinq pièces sont si malades, qu'on peut dire que l'amputation eût été préférable;

9° M. Nivet (musée Dupuytren, 221 B), un cas, une amputation.

10° M. Mousset (musée Dupuytren, 221 A), un cas, un mort;

11° M. Malliart (*Bulletin de la Société de chirurgie*, décembre 1858), un cas, une amputation;

12° M. Fournier (*Bulletin de la Société de chirurgie*, 1855.— Musée Dupuytren, 239 B), un cas, un mort.

13° M. Deguise (*Bulletin de la Société de chirurgie*, t. VIII, p. 385. — Musée Dupuytren, 229 D), un cas, une amputation.

14° M. Prudhomme (*Gazette des hôpitaux*, 23 avril 1864), un cas, une amputation;

15° L'auteur, deux cas, deux amputations.

Au total, nous trouvons trente-deux cas de fractures en V qui ont nécessité dix-huit fois l'amputation immédiate ou secondaire, et qui ont fourni huit morts sur les quatorze tentatives de conservation. Reste donc six cas où cette conservation n'a pas entraîné la mort, et ce chiffre serait assez beau encore s'il indiquait des guérisons. Mais sur ce chiffre de six, les cinq pièces du musée Dupuytren montrent des os si malades, qu'il n'y a qu'à les voir pour se convaincre que l'amputation eut été cent fois préférable.

Il ne reste donc plus que le cas de M. Demarquay, dont le sujet est mort un mois après l'accident, d'affection étrangère à la fracture; mais cette guérison n'est-elle pas contestable? car, qui nous prouve que l'os ne serait pas resté malade, comme dans les cinq pièces du musée Dupuytren ?

On m'objectera, je le sens bien, que ma statistique est des plus incomplètes, est radicalement insuffisante, ne peut fournir des preuves quelque peu précises à mon opinion. C'est vrai, je passe condamnation là-dessus ; je n'ai pu encore avoir des renseiments assez complets et assez clairs pour l'asseoir comme elle doit l'être, lui donner la valeur qu'elle doit avoir dans la question. C'est pour cette raison même que je ne l'expose pas dans un tableau bien ordonné, pour montrer que je ne veux la présenter que pour ce qu'elle vaut; cependant, quelque imparfaite qu'elle soit, elle portera certainement à réfléchir.

Quelles que soient d'ailleurs les objections qu'on puisse lui faire, elle montre au moins que je n'ai pas trouvé dans des recherches qui sont cependant assez minutieuses un cas bien avéré de guérison, tandis que trente et un cas au moins sur trente-deux ont été malheureux. Or, il serait bien étonnant qu'avec cette propension que j'ai, par tradition d'école et par conviction personnelle, pour la conservation dans les fractures compliquées, je n'eusse rencontré que des cas malheureux de conservation si cette conservation était souvent suivie de bons résultats.

J'arrête ici mon étude, elle est très-incomplète il est vrai, mais néanmoins je crois avoir appuyé les propositions que j'ai avancées de preuves suffisantes. Me permettra-t-on de dire en finissant : Amputer immédiatement dans un cas de fracture en V avec plaie n'est pas la prescription téméraire et irréfléchie émanée d'un esprit chirugical aventureux ; c'est au contraire, l'expression de cette chirurgie conservatrice par excellence qui n'hésite pas à sacrifier un membre malade quand il faut sauver l'individu lui-même.

C'est prêter un appui intelligent à cette chirurgie conservatrice qui fait l'honneur de notre époque, que de bien montrer les cas qui l'indiquent et ceux qui la repoussent. Loin de lui porter atteinte, les travaux de la nature de celui-ci font qu'elle est employée avec plus d'assurance et de sécurité. En effet, signaler les écueils d'une plage n'est pas engager les navigateurs à la fuir, mais bien au contraire leur montrer le chemin qui les mènera vite et sans danger au port. Indiquer les fâcheux résultats de la conservation dans certaines fractures n'est pas pousser les chirurgiens à amputer quand même tous les membres cassés, c'est leur faire connaître la pratique qui rend le succès plus facile et plus fréquent.

Ce que je fais aujourd'hui pour les fractures en V est analogue, je le répète, à ce qu'un de mes maîtres, J. Roux, faisait en 1860 pour la désarticulation coxo-fémorale, à ce que fait M. Verneuil dans ce moment, à la Société de chirurgie, pour les résections. Le même esprit nous guide, notre but est le même, la valeur seule de chacun fait la différence de portée du travail ; et, si les maîtres savent convaincre par le cachet de grandeur et la précision qu'ils impriment à leur œuvre, les jeunes et laborieux compagnons font tout ce qu'ils doivent quand ils montrent qu'ils ont fait tout ce qui dépend de la bonne volonté et de l'application.

TABLE DES MATIÈRES.

Paris. — Typographie HENNUYER ET FILS, rue du Boulevard, 7.

www.ingramcontent.com/pod-product-compliance
Ingram Content Group UK Ltd.
Pitfield, Milton Keynes, MK11 3LW, UK
UKHW020405220726
13923UKWH00004B/1761

9 782329 109695